BEI GRIN MACHT SICH IHR WISSEN BEZAHLT

AF136211

- Wir veröffentlichen Ihre Hausarbeit,
  Bachelor- und Masterarbeit

- Ihr eigenes eBook und Buch -
  weltweit in allen wichtigen Shops

- Verdienen Sie an jedem Verkauf

Jetzt bei www.GRIN.com hochladen
und kostenlos publizieren

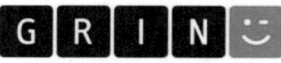

Der strategische Wandel in der Gesundheits- und Medizintechnik. Strategien und Beispiele

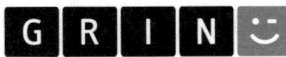

Bibliografische Information der Deutschen Nationalbibliothek:

Die Deutsche Nationalbibliothek verzeichnet diese Publikation in der Deutschen Nationalbibliografie; detaillierte bibliografische Daten sind im Internet über http://dnb.d-nb.de abrufbar.

ISBN: 9783346818140
Dieses Buch ist auch als E-Book erhältlich.

© GRIN Publishing GmbH
Nymphenburger Straße 86
80636 München

Druck und Bindung: Books on Demand GmbH, Norderstedt Germany
Gedruckt auf säurefreiem Papier aus verantwortungsvollen Quellen

Das Buch bei GRIN: https://www.grin.com/document/1323865

Deutsche Hochschule für

Prävention und Gesundheitsmanagement

Hausarbeit

Studiengang	**Master of Arts Prävention und Gesundheitsmanagement**
Studienmodul	**Strategische Unternehmensführung II**
Datum Präsenzphase (siehe Ergebnisdokumentation)	**14.12. - 16.12.2022**
Aufgabe	**Strategischer Wandel bei der Gesundheits- und Medizintechnik AG**

Inhaltsverzeichnis

1 Aufgabe 1: Bodo Müllers Plan

1.1 Gründe für Wandel

Die Gründe für den Wandel, welchen Bodo Müller initiieren will, sind insbesondere darauf zurückzuführen, dass ein wirtschaftliches und ökonomisch effizientes Handeln für Krankenhäuser immer wichtiger wird und nicht mehr alleine die Qualität der medizinischen Versorgung im Vordergrund steht. Der Wandel ist im Detail auf folgende drei Ursachen zurückzuführen:

1. Das Ausgabenniveau im Segment der medizinischen Geräte ist bereits hoch und durch die geteilte politische Meinung wird in Zukunft eine weitere Erhöhung der Gesundheitsausgaben eher nicht stattfinden. Mitschuld daran sind auch das geringe Bevölkerungswachstum, sowie eine eher negative wirtschaftliche Gesamtsituation gemessen am niedrigen Wachstum des Bruttoinlandsprodukts.

2. Die niedrige stattliche Finanzierung der Krankenhäuser führt dazu, dass vermehrt eher bestehende Geräte instandgehalten werden und weniger in neue Geräte investiert wird. Diskussionen über etwaige Gesundheitsreformen verschärfen dies noch.

3. Der Wechsel der Entscheidungsträger, die den Einkauf der medizinischen Geräte initiiert und durchgeführt haben, weg von den Krankenhausärzten hin zu der Krankenhausadministration und der Einkaufsabteilung. Was dazu führt, dass Kaufentscheidungen nun vor allem aus ökonomischen und nicht mehr aus medizinisch notwendigen Gründen getroffen werden.

1.2 Aspekte des Strategiewandels

Im Wesentlichen besteht der durch Bodo Müller angestrebte Strategiewandel in einer Veränderung der Marketingadressaten und einer Zusammenführung der einzelnen Marketingabteilungen. Dies ist notwendig, da das von ihm angestrebte C-Level Marketing alle Produktlinien umfassen muss und dies für die sieben Unternehmenseinheiten einzeln nicht möglich ist.

Um die Marketing Vizepräsidenten der sieben Produktlinien zu sensibilisieren und zu überzeugen, nutzte er das vierteljährliche Marketingboard. Hierbei präsentierte er ihnen, mit Hilfe von Grafiken und Tabellen, auf einer sachlichen Ebene klare und überzeugende Fakten. Zusätzlich veranschaulichte er die Herausforderungen seiner C-Level Kunden und machte deutlich, dass es der bisherigen Strategie der Gesundheits- und Medizintechnik AG an Zusatznutzen und Informationen fehlt.

Um die geplanten Veränderungen umzusetzen, präsentierte Bodo Müller ein kleines, geschäftsbereichsübergreifendes Projekt. Dieses sollte Ideen zum C-Level Marketing in Deutschland entwickeln. Durch dieses Projekt erhoffte er sich die Unterstützung aller Unternehmenseinheiten.

Zusätzlich gründete er eine Arbeitsgruppe, an der Vertreter aller Unternehmenseinheiten auf Arbeitsebene beteiligt sein sollten. Hierfür versendete er Einladungen für das Kick-off-Meeting.

1.3 Barrieren und Widerstände

Ursachen für Widerstand gegenüber Veränderungen liegen laut Müller (2010, S.215) in den Strukturen, Prozessen und Kulturen der Organisation, aber auch in den einzelnen Menschen.

Da die VPs die Idee zu Beginn im Allgemeinen unterstützen, aber dennoch zögerten ein Budget für diese einzuräumen, könnte hier eine Barriere auf Ressourcen-Ebene vorliegen.Viele Unternehmen planen ihre Marketingstrategie bereits für ein gesamtes Geschäftsjahr und in dieser Planung war Bodo Müllers Idee bisher nicht vorgesehen. Um seinen Plan umzusetzen, müssten demnach entweder zusätzliche Geldmittel fließen oder Budget von anderen Marketingprojekten gekürzt werden. Diese Tatsache kann dementsprechend zu Widerständen von Seiten der einzelnen VPs hinsichtlich der Zurverfügungstellung eines zusätzlichen Budgets führen.

Des Weiteren war Bodo Müller zwar überzeugt, dass die VPs seinen Plan unterstützen würden und das von ihm dargestellte Problem erkannt hatten, allerdings wird im späteren Verlauf klar, dass dies nicht der Fall war. Eine weitere Barriere könnte an dieser Stelle demnach das fehlende Problembewusstsein und Verständnis für die Ist-Situation sein. Dadurch ist bei den VPs kein Wunsch nach Veränderung entstanden und sie stufen andere Projekte als wichtiger ein.

Bodo Müllers Plan sieht vor, dass die einzelnen Abteilungen, die bisher immer unabhängig voneinander agiert haben, nun in einem abteilungsübergreifenden Projekt zusammenarbeiten. Dies könnte zu Widerständen bei den einzelnen Mitarbeitern führen, die durch diese Zusammenlegung der Abteilungen eventuell eine Einschränkung ihrer Handlungsfreiheit befürchten.

Des Weiterem unterscheiden Doppler und Lauterburg (2014, S.357) die Symptome für Widerstand nach den Kriterien aktiv/passiv und verbal/nonverbal. In dem dargestellten Fallbeispiel könnte es sich um einen nonverbalen und passiven Widerstand bzw. um Lustlosigkeit von Seiten der Teilnehmer des Kick-Off-Meetings handeln. Diese kamen entweder, trotz vorheriger Zusage, gar nicht erst zum Meeting oder sie vermittelten den Eindruck ungern dabei zu sein.

2 Aufgabe 2: Change Management

2.1 Gründe für Scheitern

Im Folgenden werden die Gründe für das Scheitern des angestrebten Wandels von Bodo Müller, anhand des 8-Stufen-Modells von Kotter (Reisinger et al., 2013, S.190) erläutert:

1. Zu viel Selbstgefälligkeit:

   Bodo Müller konnte zwar durch seine Präsentation erreichen, dass die VPs die Idee im Allgemeinen unterstützten, allerdings waren sie dennoch zögerlich ein Budget für sein Vorhaben einzuräumen. Insbesondere das abgelehnte Budget ist ein Indiz dafür, dass die Dringlichkeit bei den Anwesenden nicht ausreichend erzeugt wurde.

2. Fehlen einer ausreichend starken Führungskoalition:

   Durch die von Bodo Müller geplante Arbeitsgruppe wurde zwar ein Team zusammengestellt, allerdings passierte dies nicht auf freiwilliger Basis. Stattdessen verschickte er Einladungen an von ihm ausgewählte Mitarbeiter, die dann letztendlich gar nicht zu den Treffen der Arbeitsgruppe erschienen oder nur ungern dabei waren. Durch dieses Vorgehen konnte keine ausreichend starke Führungskoalition aufgebaut werden.

3. Die Kraft der Vision wurde unterschätzt:

   Bodo Müller schafft es nicht während seiner Präsentation eine klare Vision zu vermitteln. Seine Botschaft „Es muss etwas unternommen werden" ist zu schwammig und spricht die Mitarbeiter emotional nicht an. Durch diese Bot-

schaft wurde den Mitarbeitern außerdem keinerlei Richtung für das Projekt vor-
gegeben, da sie inhaltlich nicht greifbar ist.

4. Mangelnde Kommunikation der Vision:

Da die Vision zuvor schon nicht klar vermittelt wurde, setzt sich die Problematik
hier weiter fort. Die Mitarbeiter konnten keine Vision verbreiten, da diese von
Bodo Müller nicht klar beschrieben wurde. Dies spiegelt sich auch im Nichter-
scheinen oder der lustlosen Teilnahme der Mitarbeiter bezüglich der Arbeitsgruppe wider und in der letztlichen Ablehnung des Plans.

2.2 Veränderungen meistern

Kotter hat sein 8-Stufen-Modell entscheidend weiterentwickelt zu einem Strategiesys-
tem mit acht Beschleunigern (Kotter, 2015, S.82). Anhand dieser acht Beschleuniger ist
im Folgenden dargestellt, was Bodo Müller tun müsste, um seinen Wandel umzusetzen:

1. Dringlichkeit wecken:

Dringlichkeit entsteht von der obersten Hierarchieebene aus und um einen Wandel durchzusetzen ist es wichtig, dass diese Dringlichkeit von den Führungskräften an die Mitarbeiter kommuniziert wird (Kotter, 2015, S.89). Demnach hätte
Bodo Müller verstärkt versuchen müssen die VPs für die Umsetzung seines Projekts zu motivieren und ihre Eigeninitiative zu aktivieren, damit diese wiederum
die Dringlichkeit des Projekts an die Mitarbeiter ihrer Abteilung weitergeben.
Dies hätte er erreichen können, indem er die sich daraus ergebenden Chancen
für das Unternehmen dargestellt und seine Präsentation im Allgemeinen emotionaler gehalten hätte.

2. Aufbau einer Koalition:

Eine Koalition sollte aus freiwilligen Unternehmensmitarbeitern aus allen Abteilungen und unterschiedlichen Hierarchiestufen aufgebaut sein. Des Weiteren
sollte eine Koalition aus herausragenden Führungskräften bestehen und alle Koalitionsmitglieder sollten gleichberechtigt sein (Kotter, 2015, S.89). Um dies zu
erreichen, hätte er die Marketing VPs und alle anderen Mitarbeiter ebenfalls
zum Kick-Off Meeting einladen müssen, um so allen Mitarbeitern eine freiwillige Teilnahme an seinem Projekt zu ermöglichen und eine motivierte Koalition
aufzubauen.

3. Vision formulieren und Change-Initiativen entwickeln:

6/17

Eine Vision ist für die Koalitionsmitglieder ein Leitbild und sollte verständlich, einfach zu vermitteln, emotional ansprechend und intelligent formuliert sein (Kotter, 2015, S.89-90). Ergänzend zur bereits existierenden Vision des Unternehmens, hätte Bodo Müller seine Vision folgendermaßen formulieren können: „Als Marktführer in unserer Branche bieten wir ganzheitliche und effiziente Lösungen". Dadurch wäre seine Strategie klar und verständlich kommuniziert worden.

4. Vision und Strategie kommunizieren:

Eine Vision die von der Koalition ausdrücklich und ehrlich rüber gebracht wird ist überzeugend (Kotter, 2015, S.90). Die aufgestellte Vision hätte nun von Bodo Müller ehrlich kommuniziert werden müssen, um die Widerstände der VPs zu minimieren oder ganz zu beseitigen, damit diese die Vision weitertragen und so weitere Freiwillige für das Projekt gewinnen.

5. Beseitigung von Hindernissen:

Dem Projektteam hätten von Anfang an klare Aufgaben und Zuständigkeitsbereiche zugewiesen werden sollen. Dadurch kennt jeder seine genauen Aufgaben und Probleme können so leichter und schneller gelöst werden.

6. Zelebrieren von schnellen, bedeutenden Erfolgen:

Bekommt ein Strategienetzwerk kein Feedback zu seiner Arbeit erscheint es unglaubwürdig und da Menschen ungeduldig sind, müssen schnelle und eindeutige Erfolge her (Kotter, 2015, S.91). Um dies zu ermöglichen hätte Bodo Müller sein Projekt in Teilschritte unterteilen können, um so den Mitarbeitern ein regelmäßiges Feedback zur bisherigen Leistung geben zu können, egal ob positiv oder negativ. Erfolge hätte er mit seinen Projektteilnehmern feiern können, um so nochmals die Motivation zu steigern.

7. Nicht nachlassen:

Unternehmen müssen bei strategischen Initiativen am Ball bleiben, um auf Veränderungen im Geschäftsumfeld zu reagieren und ihre Wettbewerbsposition zu verbessern. Daher sollte auch die stetige Weiterentwicklung und das Reagieren auf neue Initiativen Teil der Arbeit des Projektteams sein, damit es zu keinem Stillstand kommt.

8. Institutionalisierung des strategischen Wandels:

Letztendlich sollte das Projekt als feste Instanz in die Marketingabteilung einge-
führt werden. So soll gewährleistet werden, dass das geplante C-Level Marketing umgesetzt wird und fester Bestandteil der Unternehmenskultur wird.

3 Aufgabe 3: Strategieimplementierung

Die Strategieimplementierung kann man in die Phasen der Durchführung und Realisati-
on zusammenfassen, innerhalb derer wiederum die Phasen der Durchsetzung und der
Umsetzung stattfinden (Raps, 2004, S.29). In den folgenden beiden Abschnitten werden
die Phase der Durchsetzung und der Umsetzung, anhand Bodo Müllers Strategieplans
erläutert.

3.1 Durchsetzung

Die Phase der Durchsetzung verfolgt das Ziel die Akzeptanz der Mitarbeiter für die
Strategie zu gewinnen und beinhaltet vor allem verhaltensbezogene Aufgaben (Raps,
2004, S.46). Im Folgenden sind die drei Maßnahmen, die Gegenstand der Durchset-
zungsphase sind, bezogen auf die Strategieimplementierung der Gesundheits- und Medizintechnik AG, dargestellt (Welge et al., 2017, S.827-828):

1. Vermittlung der Strategie:

   Es ist bekannt, dass die oberen Führungskräfte nicht in der Lage sind eine neue
   Strategie alleine zu implementieren, sondern dass hierfür die Unterstützung aller
   Mitarbeiter der Unternehmens notwendig ist (Kaplan et al., 2011, S.12). Aus diesem Grund ist es notwendig die geplante Strategie allen Mitarbeitern des Unternehmens zu kommunizieren. Dies kann zum Beispiel durch die VPs erfolgen, indem diese in Teamsitzungen ihren Mitarbeitern die Strategie vermitteln und so
   ihr Verständnis für diese gewinnen, um den langfristigen Erfolg zu sichern.

2. Einweisung und Schulung:

   Durch Lern- und Fortbildungsprozesse können Unsicherheiten abgebaut und die
   Bereitschaft und Fähigkeit, die Strategie mitzutragen und umzusetzen gefördert
   werden (Welge et al., 2017, S.829). Da das C-Level Marketing neu für die Mitarbeiter der Gesundheits- und Medizintechnik AG ist, sollte zu Beginn für alle

Mitarbeiter eine entsprechende Schulung zum Thema C-Level Marketing statt-finden. Durch die Zusammenlegung der einzelnen Abteilungen innerhalb des Projektteams ist es durchaus auch sinnvoll das so neu gebildete Team darin zu schulen effektiv zusammenzuarbeiten und zu kommunizieren.

3. Schaffen eines strategiebezogenen Konsens

   Zwischen den Beteiligten können während der Strategieumsetzung verschiedene Konflikte auftreten, die es zu bewältigen gilt (Welge et al., 2017, S.829). Die Mitarbeiter der einzelnen Abteilungen müssen nun zum ersten Mal geschäftsbe-reichsübergreifend zusammenarbeiten, was dazu führen kann, dass die bisheri-gen persönlichen oder auch die einzelnen Bereichsziele nicht zu den strategi-schen Zielen passen. An dieser Stelle gilt es die Mitarbeiter auf emotionaler Ebe-ne von der Strategie zu überzeugen und die daraus entstehenden Vorteile aufzu-zeigen, um ihr Verständnis zu gewinnen. Eventuell kann es auch zu Verteilungs-konflikten kommen, da das vorhandene Marketingbudget durch das neu hinzu-gekommene Projekt neu verteilt werden muss und es so zu Budgetkürzungen in anderen Bereichen kommt. Auch im Hinblick auf diesen Konflikt gilt es die Mit-arbeiter für die Wichtigkeit der geplanten Strategie zu sensibilisieren und so für das Projekt zu gewinnen.

3.2 Umsetzung

Die Phase der Umsetzung verfolgt das Ziel eines reibungslosen Ablaufes und ist sachbe-zogen ausgerichtet (Corsten & Corsten, 2012, S.209). Im Folgenden sind drei Maßnah-men der Umsetzung, bezogen auf die Gesundheits- und Medizintechnik AG, dargestellt (Bamberger & Wrona, 2012, S.476):

1. Transformation:

   Um einen Gesamtüberblick über das Strategieprojekt zu gewinnen, sollten klar definierte Maßnahmen beziehungsweise Aktionsplänen festgelegt werden, die dann gelistet nach Prioritäten und Fristen in einem Metaplan zusammengeführt werden (Haake & Seiler, 2012, S.129-138). Innerhalb des Projektteams sollte demnach jedem Mitarbeiter ein klarer Verantwortlichkeitsbereich zugeteilt wer-den und die definierten Ziele sollten klar und für jeden ersichtlich nach Inhalt, Ausmaß und Zeit definiert sein. Auch sollte in diesem Schritt eine Kostenschät-zung für das geplante C-Level Marketing erfolgen, um abschätzen zu können, wie viel Marketingbudget für das Projekt benötigt wird. Um Fehler im Rahmen der Metaebene zu vermeiden, sollte für die Aktionspläne genügend Zeit eingeplant werden, die Prioritäten sollten genau abgewägt werden und die Verantwortlichkeit sollte gleichmäßig auf mehrere Mitarbeiter verteilt werden (Haake & Seiler, 2012, S.117).

2. Anpassung:

   In diesem Schritt geht es um die Ausgestaltung der Organisationsstruktur, der Unternehmenskultur und der Managementsysteme (Venzin et al., 2010, S.223-227). Aktuell ist die Gesundheits- und Medizintechnik AG in einer Matrixorganisation organisiert. Um die geplante Strategie nun aber bestmöglich umsetzen zu können, wird eine flexiblere und hierarchieübergreifende Struktur benötigt, da das C-Level Marketing nicht jeweils einzeln für die sieben Unternehmenseinheiten möglich ist. Hierfür wird eine Teamorganisation in einer Projektgruppe gewählt, in der Mitarbeiter aus allen sieben Teilbereichen für eine bestimmte Zeit zur Arbeit an der Strategie zusammenkommen (Bea & Haas, 2013, S.410-413). Durch das Zusammenlegen der einzelnen Teilbereiche durch die Teamorganisation kann außerdem auch besser an den gewünschten ganzheitlichen Lösungen gearbeitet werden. Zusätzlich können Motivationsanreize für die Projektgruppe und insbesondere auch für die Führungskräfte, zum Beispiel in Form von Gewinnbeteiligungen, neuen Verantwortungsbereichen oder Beförderungen gegeben werden, um den Prozess der Strategieimplementierung zusätzlich in Gang zu halten (Welge et al., 2017, S.823). Des Weiteren müssen Führungskräfte für die Projektgruppe ausgewählt werden, die sich mit C-Level Marketing auskennen oder die Führungskräfte müssen entsprechend geschult werden, damit ihnen die Verantwortung zur Realisierung der Strategie übertragen werden kann.

3. Motivierung und Mobilisierung der Mitarbeiter:

   Während der Umsetzungsphase kann es zu kritischen Phasen kommen, in denen der Motivierung und Mobilisierung der Mitarbeiter eine wichtige Rolle zukommt (Haake & Seiler, 2012, S.125). Um die Mitarbeiter in diesen kritischen Phasen weiterhin zu motivieren und zu mobilisieren, werden verschiedene Instrumente der Strategieumsetzung angewandt (Müller, 2010, S.122).Um die Mitarbeiter zu mobilisieren wird zu Beginn die Projektgruppe aufgebaut, an der generell alle motivierten Mitarbeiter mitwirken können. Die Teilergebnisse beziehungsweise Erfolge der Projektgruppe sollen in regelmäßigen Meetings allen

Mitarbeitern präsentiert werden, um so eventuell noch neue Mitarbeiter zu mobilisieren und die bereits Beteiligten durch Feiern ihrer Erfolge die Motivation hoch zu halten. Die teilnehmenden Mitarbeiter sollen außerdem durch eine hohe Beteiligung und Raum zur Mitgestaltung am Projekt dauerhaft motiviert werden.

4   Balanced Scorecard

Eine Balanced Scorecard ist ein Controlling-System, das monetäre und nicht monetäre Größen integriert, kurz- und langfristige Ziele berücksichtigt und sowohl mit vergangenheitsbasierten als auch mit zukunftsorientierten Indikatoren arbeitet (Bamberger & Wrona, 2012, S.382). So bildet sie den Handlungsrahmen für den Managementprozess zur Strategieumsetzung, indem Ziele, Strategien und Maßnahmen in Ursache-Wirkungs-Beziehungen verknüpft werden (Nagel & Wimmer, 2009, S.326). Im Folgenden werden die Ursache-Wirkungs-Kette, sowie die Ziele, Kennzahlen, Vorgaben und entsprechende Maßnahmen für die Gesundheits- und Medizintechnik AG dargestellt.

4.1   Ursache-Wirkungskette

Die Ursache-Wirkungskette der Gesundheits- und Medizintechnik AG umfasst insgesamt fünf Perspektiven. Die vier klassischen Perspektiven, die aus der finanziellen Perspektive, den internen Geschäftsprozessen, dem Bereich Lernen und Entwicklung und der Kundenperspektive bestehen (Kaplan et al., 2001, S.22) und der fünften, ergänzten Perspektive, die sich mit dem Wachstum befasst. Diese wurde gewählt, da es zur Vision des Unternehmens gehört Marktführer in ihrer Branche zu werden und deshalb ein weiteres Wachstum und Erhöhung ihrer Marktanteile unverzichtbar ist, um dieses Ziel zu erreichen. In der folgenden Tabelle sind die einzelnen Inhalte der fünf Perspektiven und ihre Zusammenhänge dargestellt.

Tabelle 1: Ursache-Wirkungskette der Gesundheits- und Medizintechnik AG

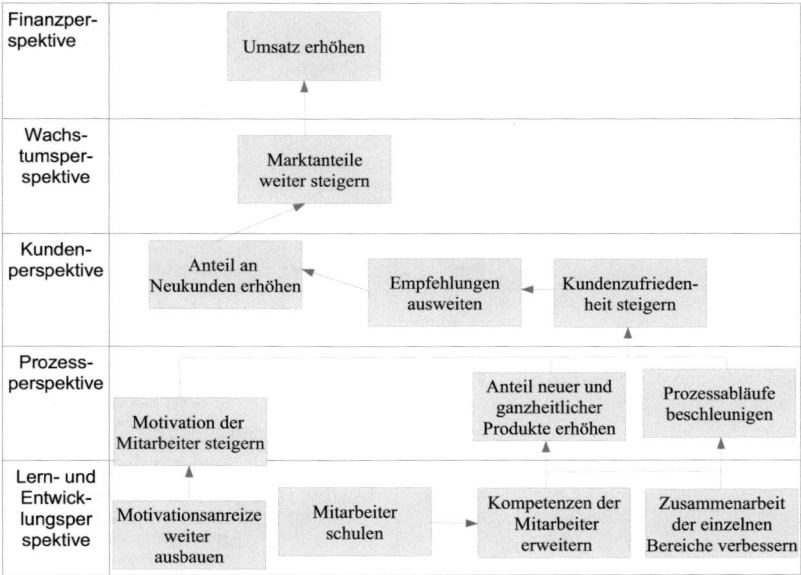

4.2 Festlegung Ziele, Kennzahlen, Vorgaben und Maßnahmen

Nachdem die Ursache-Wirkungskette der Gesundheits- und Medizintechnik AG erstellt wurde, werden nun abschließend und jeweils einzeln für die fünf Perspektiven die Ziele, Kennzahlen, Vorgaben und Maßnahmen festgelegt. Diese sind in der folgenden Tabelle dargestellt.

Tabelle 2: Ziele, Kennzahlen, Vorgaben und Maßnahmen der fünf Perspektiven

	Ziel	Kennzahl	Vorgabe	Maßnahme
Lern- und Entwicklungsperspektive	Kompetenzen der Mitarbeiter erweitern	Summe der Schulungen	Mindestens eine Schulung pro Mitarbeiter pro Jahr	Einführung von regelmäßigen Schulungen und Anpassung des Schulungsangebots an benötigte Kompetenzen der neuen Strategie.
Prozessperspektive	Anteil an neuen und ganzheitlichen Produkten erhöhen	Anteil der Produkte am Produktsortiment	Anteil auf 15% steigern	Durch eine Verbesserung der Zusammenarbeit der sieben Bereiche und der Kompetenzen der Mitarbeiter sollen neue und ganzheitliche Lösungen und Produkte entwickelt werden.
Kundenperspektive	Kundenzufriedenheit verbessern	Customer Effort Score	Einen Score von mindestens 2 auf der Skala erreichen	Kundenbefragung mittels Onlineformular und anschließende Verbesserung der Dienstleistung und Produkte bei negativen Bewertungen.
Wachstumsperspektive	Marktanteile in Deutschland weiter steigern	Marktanteil	Steigerung um 5 % zum Vorjahr	Durch die erhöhte Kundenzufriedenheit, soll die Kundenbindung und somit auch die Weiterempfehlungsrate gesteigert werden. Dadurch und durch neue und ganzheitliche Produkte und Lösungen sollen neue Kunden gewonnen werden und so der Marktanteil stetig gesteigert werden.
Finanzperspektive	Umsatz erhöhen	Umsatz	Steigerung um 15% zum Vorjahr	Durch Empfehlungen soll der Kundenstamm weiter ausgebaut werden und durch die Steigerung der Kundenzufriedenheit sollen bestehende Kunden gebunden werden. Dadurch kann es zu einer Umsatzerhöhung kommen.

5   Unternehmensethik

Bei der Unternehmensethik geht es im Kern um die Frage des betriebswirtschaftlichen Umgangs mit Moral und Ethik (Müller-Stewens & Lechner, S.244-245). Im Folgenden ist am Beispiel des Unternehmens Nestle dargestellt, wie es durch einen öffentlichen Skandal zu einem Wertebruch kommen kann.

5.1 Praxisbeispiel: Nestlé

Der große Lebensmittelkonzern Nestle verkauft mehr als 2000 Marken, ist in über 190 Ländern vertreten und beschäftigt weltweit 308.000 Mitarbeiter. Dennoch steht die Unternehmenspolitik von Nestle immer wieder in der Kritik. Der wohl bekannteste Skandal, der das Unternehmen betrifft, ist der Skandal um die Wasserrechte in Afrika. Diese Wasserrechte kauft Nestle weltweit von den staatlichen Wasserbehörden, was ihnen erlaubt Grundwasser abzupumpen und dieses als Tafelwasser in Plastikflaschen zu verkaufen. Problematisch wird dieses Vorgehen allerdings insbesondere in Südafrika, wo das Wasser, bedingt durch Dürren, sowieso schon knapp ist. Der zentrale Vorwurf ist demnach, dass Nestle das Grundwasser dort abpumpt, wo die Menschen es am dringensten bräuchten (Handelsblatt, 2019).

5.2 Unternehmenswerte

Die Mission von Nestle „Good food, Good life", spiegelt die Werte des Unternehmens schon sehr gut wieder. Laut Nestle stehen bei ihnen folgende Werte im Fokus:

1. Unterstützung für eine ausgewogene Ernährung
2. Engagement für eine abfallfreie Zukunft
3. Soziale Verantwortung und Wahrung von Menschenrechten
4. Klimaneutralität

Außerdem betont das Unternehmen auf seiner Website sein Engagement für Kindern und Familien, für Menschen und Entwicklungsländern und für die Erhaltung der Natur (Nestle, 2022).

5.3 Wertebruch

Betrachtet man die Werte von Nestle und den Wasserskandal, so wird schnell deutlich, dass das Unternehmen durch das Abpumpen des Grundwassers gegen seine eigenen Werte verstößt. Soziale Verantwortung und die Wahrung von Menschenrechten wird als Fokus-Thema auf der Website von Nestle aufgeführt (Nestle, 2022). Durch das Abpumpen von Grundwasser in Regionen, in denen die Menschen dieses Wasser dringend für den Eigenbedarf bräuchten, verstößt Nestle maßgeblich gegen diesen Grundsatz. Hierbei werden die soziale Verantwortung und auch die Menschenrechte nicht gewahrt. Stattdessen rückt der Profit des Unternehmens in den Vordergrund und ein wertekonformes Verhalten wird hinfällig.

5.4 Konsequenzen:

Im Folgenden sind mögliche und tatsächliche Konsequenzen des nicht-wertekonformen Verhaltens von Nestle für zwei interne und zwei externe Stakeholder dargestellt.

Zu den externen Stakeholdern zählen beispielsweise die Abnehmer ihrer Produkte. Diese könnten sich aufgrund des Skandals dazu entscheiden die Produkte von Nestle in ihren Filialen nicht mehr zu vertreiben. Ebenfalls zu den externen Stakeholdern gehören die Kunde, die sich dazu entscheiden könnten die Produkte nicht mehr zu kaufen, wenn das Verhalten des Unternehmens gegen ihre eigenen Werte verstößt.

Zu den internen Stakeholdern zählen beispielsweise die Mitarbeiter. Diese könnten sich dazu entschließen ihren Arbeitgeber zu wechseln, wenn das nicht-wertekonforme Verhalten nicht in Einklang mit ihren persönlichen Werten steht. Auch die Geschäftsführung gehört zu den internen Stakeholdern. Durch den Skandal muss diese mit Kritik am Unternehmen umgehen und Mittel und Wege finden, um das geschädigte Image wieder aufzubauen, ansonsten kann es dadurch zu gravierenden Umsatzeinbußen kommen.

6 Literaturverzeichnis

Bamberger, I & Wrona, T. (2012). *Strategische Unternehmensführung. Strategien, Systeme, Methoden,Prozesse* (Vahlens Handbücher der Wirtschafts- und Sozialwissenschaften, 2. Aufl.). München: Vahlen.

Bea, F. & Haas, J. (2013). *Strategisches Management* (Grundwissen der Ökonomie: Betriebswirtschaftslehre, 6., vollständig überarbeitete Aufl.). Stuttgart: Lucius & Lucius.

Corsten, H. & Corsten, M. (2012). *Einführung in das strategische Management.* (Bd. 8487). Konstanz: UVK Universitätsverlag,

Doppler, K. & Lauterburg, C. (2014). *Change Management. Den Unternehmenswandel gestalten* (13., aktualisierte und erw. Aufl.). Frankfurt am Main: Campus.

Haake, K. & Seiler, W. (2012). *Strategie-Workshop. In fünf Schritten zur erfolgreichen Unternehmensstrategie.* (2., überarbeitete und aktualisierte Aufl.). Stuttgart: Schäffer-Poeschel.

Handelsblatt. (2019). Zugriff am 31.12.2022. Verfügbar unter: https://www.handelsblatt.com/unternehmen/handel-konsumgueter/lebensmittelkonzern-warum-nestle-so-unbeliebt-ist/26287122.html.

Kaplan, K., Asum, H. & Stich, V. (2011). *Die besten Strategietools in der Praxis. Welche Werkzeuge brauche ich wann? Wie wende ich sie an? Wo liegen die Grenzen?* (5., erw. Aufl.). München:Hanser.

Kaplan, R. S., Norton, D. P. & Horvath, P. (2001). *Die strategiefokussierte Organisation. Führen mit der balanced scorecard.* Stuttgart: Schäffer-Poeschel.

Kotter, J. P. (2015). Die Kraft der zwei Systeme. *Harvard Business Manager* (Spezial), 80-93.

Müller-Stewens, G. & Lechner, C. (2011). *Strategisches Management. Wie strategische Initiativen zum Wandel führen: der St. Galler General Management Navigator* (4., aktualisierte Aufl.). Stuttgart: Schäffer-Poeschel.

Müller, H-E. (2010). *Unternehmensführung. Strategien – Konzepte – Praxisbeispiele.* München: Oldenbourg.

Nagel, R. & Wimmer, R. (2009). *Systemische Strategieentwicklung. Modelle und Instrumente für Berater und Entscheider* (5., aktualisierte und erweiterte Auflage). Stuttgart: Schäffer-Poeschel.

Nestle. (2022). Zugriff am 31.12.2022. Verfügbar unter: https://www.nestle.de/.

Raps, A. (2004). *Erfolgsfaktoren der Strategieimplementierung. Konzeption und Instrumente* (2., aktualisierte Aufl.). Wiesbaden: Dt. Univ.-Verl.

Reisinger, S., Gattringer, R. & Strehl, F. (2013). *Strategisches Management. Grundlagen für Studium und Praxis.* München: Pearson.

Venzin, M., Rasner, C. & Mahnke, V. (2010). *Der Strategieprozess. Praxishandbuch zur Umsetzung im Unternehmen.* (2., erw. Aufl.). Frankfurt: Campus.

Welge, M., Al-Laham, A. & Eulerich, M. (2017). *Strategisches Management. Grundlagen, Prozesse, Implementierung* (7. Aufl.). Berlin: Springer Gabler.

7   Tabellenverzeichnis

7.1   Tabellenverzeichnis

Tabellenverzeichnis